BEI GRIN MACHT SICH IHR WISSEN BEZAHLT

- Wir veröffentlichen Ihre Hausarbeit, Bachelor- und Masterarbeit

- Ihr eigenes eBook und Buch - weltweit in allen wichtigen Shops

- Verdienen Sie an jedem Verkauf

Jetzt bei www.GRIN.com hochladen und kostenlos publizieren

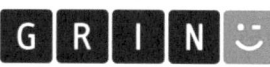

Ernährungsassoziierte Erkrankungen anhand eines Fallbeispiels

Michaela von Zerssen

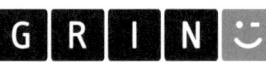

Bibliografische Information der Deutschen Nationalbibliothek:

Die Deutsche Nationalbibliothek verzeichnet diese Publikation in der Deutschen Nationalbibliografie; detaillierte bibliografische Daten sind im Internet über http://dnb.d-nb.de abrufbar.

ISBN: 9783346504036
Dieses Buch ist auch als E-Book erhältlich.

Druck und Bindung: Books on Demand GmbH, Norderstedt Germany
Gedruckt auf säurefreiem Papier aus verantwortungsvollen Quellen

Das vorliegende Werk wurde sorgfältig erarbeitet. Dennoch übernehmen Autoren und Verlag für die Richtigkeit von Angaben, Hinweisen, Links und Ratschlägen sowie eventuelle Druckfehler keine Haftung.

Das Buch bei GRIN: https://www.grin.com/document/1132608

Internationale Hochschule
Fernstudium

Ernährungsassoziierte Erkrankungen –

Ausgewähltes Fallbeispiel - Fallstudie 1 - Herr K.

B. Sc. Ernährungswissenschaften

Vorgelegt von: Michaela von Zerssen

Abgabedatum: 19. Juni 2021

I. Inhaltsverzeichnis

II. Abkürzungsverzeichnis 2

III. Tabellenverzeichnis 2

1 Einleitung 3

    1.1 Darstellung der Ausgangssituation 3

    1.2 Ziel und Aufbau der Arbeit 3

    1.3 Berücksichtigte Leitlinien 3

2 Anamnese 4

    2.1 Anamnese von Herrn K. 5

    2.2 Diagnose 5

    2.3 Fehlende Laborparameter 7

        2.3.1 Serumlipide und Lipoproteine 7

        2.3.2 Thyreoidea-stimulierendes Hormon (TSH) 7

        2.3.3 Harnsäure 7

        2.3.4 Kreatinin 7

        2.3.5 Gamma-GT, ASAT, ALAT, Ferritin 7

    2.4 Basisdiagnostik für eine Diabetes mellitus Typ II 7

3 Konservative, multimodale Therapie 8

    3.1 Berechnung der Gesamtenergiebilanz 9

    3.2 Empfohlene Ernährungsweise 9

    3.3 Ernährungsplan 10

    3.4 Verhaltensmodifikation 11

    3.5 Hilfsmittel Oviva-App 12

4 Schlussfolgerung 12

IV. Literaturverzeichnis 13

V. Anhang 15

II.   Abkürzungsverzeichnis

AGLA   Arbeitsgruppe Lipide und Arteriosklerose

BMI   Body Mass Index

DGE   Deutsche Gesellschaft für Ernährung

etc.   et cetera

HOMA-Index Homeostasis Model Assessment-Index

IDF   Internationalen Diabetes-Föderation

kg/m²   Kilogramm pro Quadratmeter

PAL   physical activity level

Tab   Tabelle

usw.   und so weiter

III.   Tabellenverzeichnis

Tabelle 1 - Anamnese 5

Tabelle 2 - AGLA Risiko-Score 6

Tabelle 3 - Gesamtenergiebedarf 9

Tabelle 4 - Beispiel Tagesplan - Anteile der Makronährstoffe 10

Tabelle 5 - Nährstoffzusammensetzung - Ernährungsplan 15

Gender-Erklärung

In dieser Arbeit wird zur besseren Lesbarkeit das generische Maskulinum verwendet. Weibliche und anderweitige Geschlechteridentitäten werden dabei ausdrücklich mitgemeint, soweit es für die Aussage erforderlich ist.

1 Einleitung

1.1 Darstellung der Ausgangssituation

Herr K., 48 Jahre, ein starker Raucher, arbeitet mehrheitlich sitzend in einem Softwareunternehmen. Er fühlt sich häufig matt und müde, begleitet von Kopfschmerzen und angeschwollenen Beinen unterhalb der Knie. Des Weiteren leidet er unter einer leichten Hypertonie und das Blutbild weist erhöhte Triglyceridwerte auf. Herr K. wird aufgrund seines Übergewichts vom Arzt als adipös eingestuft.

Adipositas ist definiert als eine abnorme, bzw. über das Normalmass hinausgehende, Körperfettvermehrung. Nebst dem erhöhten Risiko für kardiovaskuläre Folgeerkrankungen wie koronare Herzkrankheiten und Schlaganfall, weisen mehr als die Hälfte adipöser Männer und fast ein Fünftel der adipösen Frauen ein metabolisches Syndrom auf. Das metabolische Syndrom beschreibt das gemeinsame Auftreten mehrerer Symptome beziehungsweise Krankheitsbilder wie Übergewicht, Fettstoffwechselstörung, erhöhter Blutzucker bzw. Zuckerstoffwechselstörung oder Bluthochdruck (Klein et al., 2016, S. 2).

Bei Adipösen erhöht sich das Diabetes-Risiko für Männer bis auf das Sechsfache, bei Frauen bis auf das Zwölffache. Das Mortalitätsrisiko ist bei adipösen Erwachsenen im mittleren Alter im Vergleich zu Normalgewichtigen bis zu dreimal höher (ebd., S. 2). Durch die familiäre Krankengeschichte von Herrn K. reagiert der Arzt auf dessen Gesundheitszustand und empfiehlt eine Ernährungsumstellung. Diese soll als unterstützende Massnahme den Krankheitsverlauf günstig beeinflussen. Herr K. wird dafür von seinem Arzt an die Ernährungsberatung überwiesen.

1.2 Ziel und Aufbau der Arbeit

Anhand des Fallbeispiels von Herrn K. wird der Ablauf und die Umsetzung einer Ernährungsberatung aufgezeigt. Fehlende laborchemische Parameter werden thematisiert. Unter Verwendung vorhandener Daten wird der gesundheitliche Zustand von Herrn K. eingeschätzt und ein Ernährungstherapie-Konzept inklusive einer Ernährungsempfehlung sowie eines eintägigen Beispiel-Ernährungsplanes aufgestellt. Für den Ernährungsplan wird das Programm Snics verwendet. Das Ziel ist es, Herrn K. Möglichkeiten aufzuzeigen, wie er zugunsten einer besseren Lebensqualität seinen körperlichen sowie mentalen Gesundheitszustand beeinflussen kann.

1.3 Berücksichtigte Leitlinien

- Adipositas und Metabolisches Syndrom, Kapitel 5, (Berg et al., 2014, S. 36-54), DAG - Interdisziplinäre Leitlinie der Qualität S3 zur Prävention und Therapie der Adipositas.
- Diagnostik und Therapie der Dyslipidämien (DGK, 2019), ESC/EAS Pocket Guidelines.
- Management der arteriellen Hypertonie (DGK, 2018), ESC/ESH Pocket Guidelines.
- Referenzwerte für die Nährstoffzufuhr in der EU (EFSA, 2021).

2   Anamnese

Nach Angabe allgemeiner Patientendaten werden Informationen erfragt, die die aktuellen Beschwerden, erblichen Komponenten der aktuellen möglichen Erkrankungen, Familienanamnese, Funktionseinschränkungen, verwendete Arzneimittel, Unverträglichkeiten und Allergien beschreiben (Pschyrembel Online, 2021). Bereits während des Erstgesprächs ist es wichtig, dass ein Vertrauensverhältnis aufgebaut werden kann. In der Anamnese werden folgende Punkte thematisiert:

- Zeitlicher Verlauf und Analyse der Gewichtszunahme:
    - Geburtsgewicht (bei über 4 kg; erhöhtes Diabetesrisiko. Wenn das Geburtsgewicht unter 3 kg liegt; Risiko für Adipositas und metabolisches Syndrom im Kindes- und/oder Erwachsenenalter, Theorie nach Baker)
    - Gewichtsentwicklung während der ersten zwei Lebensjahren und bei Wachstumsende
    - Gewicht mit etwa 20 Jahren
    - Ermittlung und Analyse der Ereignisse (Auslöser), die die Gewichtszunahme und den Umfang der Gewichtszunahme verursacht haben
- Allfällig vorhandene Nahrungsmittelintoleranzen oder -sensivitäten
- Es wird erörtert, ob sich der Klient in der dynamischen oder stabilen Phase befindet. Sollte er sich in einer dynamischen Phase befinden, in der er zunimmt, muss das Gewicht erst stabilisiert werden, bevor Massnahmen zur Gewichtsreduktion eingeleitet werden können (Laederach et al., 2016, S. 62).

In der systembezogenen Untersuchung wird nach Acanthosis nigricans gesucht. Dies sind schwarzbraune Pigmentflecken in den Achselhöhlen und im Leistenbereich und sind Anzeichen für eine Insulinresistenz (ebd., S. 62).

Zur Beurteilung der Ausprägung von Adipositas wird der Body Mass Index (BMI) verwendet, welcher sich aus dem Körpergewicht in Kilogramm geteilt durch Körpergrösse in Quadratmeter errechnet. Ab einem BMI von 30 kg/m^2 gilt eine Person als adipös, wobei drei Schweregrade unterschieden werden. Als krankhaft wird Adipositas ab dem Grad III (40 kg/m^2) und bei vorliegender Komorbiditäten schon ab 35 kg/m^2 bezeichnet. Der BMI berücksichtigt weder die Zusammensetzung des Körpergewichts, noch die konstitutions- und geschlechtsspezifischen Fettverteilungsmuster. Dementsprechend könnte ein Body Builder, mit ausgeprägter Muskulatur und einem dadurch hohen Gewicht, einen BMI erreichen, der ihn fälschlicherweise als übergewichtig klassifizieren würde, ohne dass dieser Mann Adipositas-assoziierten Risiken ausgesetzt ist. Um deshalb die viszerale Fettmasse zu messen, wird das Mass des Taillenumfangs hinzugezogen (Klein et al., 2016, S. 13–14).

2.1 Anamnese von Herrn K.

Die kardiovaskuläre Untersuchung, das heisst die Blutdruckmessung, Herzfrequenz, gezielte Suche nach Anzeichen für eine Herzinsuffizienz oder Herzrhythmusstörung, Erhebung des Venenstatus und die Suche nach Ödemen, wurde vom überweisenden Arzt von Herrn K. bereits durchgeführt.

Herr K. stellt sich in der Ernährungsberatung vor, es wird eine ausführliche Anamnese erhoben und die bereits erhobenen Daten miteinbezogen.

Tabelle 1 - Anamnese

Name: **Herr K.** Alter: **48 J** Geschlecht: **männlich** Überweisung: Hausarzt		
Fühlt sich häufig matt und müde, Kopfschmerzen, angeschwollene Beine unterhalb der Knie, keine Varizen		
Körpergrösse:	172 cm	**BMI:** 103 kg / (1,72) m^2= **34.8 kg/m^2** ↑
Gewicht:	103 kg ↑	
Taillenumfang:	erhöht	
Körperliche Aktivität:	sitzt acht bis zehn Stunden täglich am Schreibtisch, betreibt keinen Sport, Bewegung: wenig	
Ernährung:	unregelmässige Mahlzeiten, wenn, dann grössere Mengen; meist drei Bier zum Abendessen	
Stress:	Ja (beruflich, Firma - Softwareunternehmen - geht es schlecht)	
Nikotin:	bis 20 Zigaretten pro Tag	
Vater:	Diabetes mellitus Typ II	
Mutter:	früh an einem Herzinfarkt verstorben	
Bruder:	Bluthochdruck	
Blutdruck:	140/95 mmHg ↑	
Triglyzeride:	2,0 mmol/L ↑	
Lungenfunktion:	normal	
Herzfunktion:	normal	

Quelle - Eigene Darstellung

2.2 Diagnose

Aufgrund des errechneten BMI wird festgestellt, dass sich Herr K. gerade noch in der Klassifikation für Adipositas Grad I einstufen lässt. Die Klassifizierung für Grad II liegt zwischen einem BMI von 35 bis 39,9 kg/m^2 (Laederach et al., 2016, S. 23).

Herr K. weist einen erhöhten Taillenumfang auf. Da dieser als guter Indikator für die Körperzusammensetzung und Messung des Viszeralfetts dient, wird er bei der Konsultation in der Ernährungsberatung genau gemessen. Anhand des BMI von 34.8 kg/m^2 und dem erhöhten Taillenumfang steigt das Risiko für Begleiterkrankungen (ebd., S. 23). Begleiterkrankungen, die das Herz-Kreislaufsystem betreffen, müssen bei Herrn K. besonders berücksichtigt werden, da seine Mutter früh an einem Herzinfarkt verstorben ist. Zur Risikoabschätzung wird deshalb die Tabelle AGLA-Risiko-Scores (Tab. 2) verwendet. Diese wurde von der Arbeitsgruppe Lipide und

Arteriosklerose (AGLA) der Schweizerischen Gesellschaft für Kardiologie (SGK) im Jahr 2005 zur Stratifizierung des kardiovaskulären Risikos veröffentlicht. Mithilfe der Scores kann das absolute Risiko für ein schwerwiegendes Koronarereignis für jeden Patienten individuell für einen Zeitraum von zehn Jahren bestimmt werden (Laederach et al., 2016, S. 25). Die bekannten Daten von Herrn K. sind in Tabelle 2 dunkelrot markiert. Wie sich erkennen lässt, werden weitere laborchemischen Parameter benötigt.

Tabelle 2 - AGLA Risiko-Score

1. Punktwerte je Risikofaktor und Ausprägung		Zigarettenraucher		LDL-Cholesterin (mmol/l)		2. Addition der Punktwerte aller Risikofaktoren
		• Ja	8	• < 2.59	0	
		• Nein	0	• 2.59-3.36	5	
Alter		Systolischer BD mmHG		• 3.37-4.13	10	
• 35-39	0	• < 120	0	• 4.14-4.91	14	3. 10-Jahres-Risiko für akutes Koronarereignis nach Gesamtpunktzahl
• 40-44	6	• 120-129	2	• ≥ 4.91	20	
• 45-49	11	• 130-139	3	Triglyceride (mmol/l)		
• 50-54	16	• 140-159	5			
• 55-59	21	• ≥ 160	8	• < 1.14	0	10-Jahres-Risiko in %
• 60-65	26	HDL-Cholesterin (mmol/l)		• 1.14-1.7	2	• 0 - 24 P <1
Herzinfarkt; Grosseltern, Eltern oder Geschwister vor dem 60. Lebensjahr		• <0.91	11	• 1.71-2.27	3	• 25-31 P 1-2
		• 0.91-1.16	8	• ≥ 2.28	4	• 21-41 P 2-5
		• 1.17-1.41	5			• 42-49 P 5-10
• Ja	4	• ≥ 1.42	0			• 50-58 P 10-20
• Nein	0					• > 58 P >20

Quelle: In Anlehnung an Laederach et al., 2016, S. 25

Durch die internationale Diabetes-Föderation (IDF) wurden Grenzwerte festgelegt, um die Diagnose eines metabolischen Syndroms zu vereinheitlichen. Nach dieser Klassifizierung liegt ein metabolisches Syndrom dann vor, wenn zusätzlich zu einem erhöhten Taillenumfang mindestens zwei der folgenden Kriterien erfüllt sind. Die angegebenen Werte gelten für Männer;

- Triglyceridwerte >150 mml/mol
- HDL-Cholesterinwerte ≤ 0,9 mmol/l
- Blutdruck >130/85 mmHg
- Nüchternblutglukosewerte > 100 mg/dl
- Vorliegen einer Diabetes mellitus Typ II-Erkrankung (BDI, 2021).

Die klinische Symptomatik in Kombination mit dem laborchemischen Hinweis legen die Verdachtsdiagnose eines metabolischen Syndroms nahe. Nebst dem erhöhten Taillenumfang wird ein Kriterium definitiv erfüllt, hierbei handelt es sich um den erhöhten Triglyceridwert. Die leichte Hypertonie ist ein weiteres mögliches Kriterium. Diese kann nebst pathophysiologischen Ursachen auch kurzfristig durch Nervosität oder Stress entstehen, wie durch einen Besuch beim Arzt oder Ernährungsberater. Deshalb wird Herrn K. empfohlen, sich ein günstiges Blutdruckmessgerät zu besorgen und an unterschiedlichen Tagen zu verschiedenen Zeiten Blutdruck zu messen.

Die noch benötigten Parameter, die zur Beurteilung möglicher Begleiterkrankung bei Adipositas notwendig sind, werden nachträglich über den Arzt angefordert.

2.3 Fehlende Laborparameter

2.3.1 Serumlipide und Lipoproteine

Ein erhöhtes Gesamtcholesterin, insbesondere erhöhte LDL-Cholesterin-Werte, stellen einen bedeutenden Risikofaktor für die Atherosklerose dar. Zur Beurteilung und Klassifizierung der vermuteten Dyslipoproteinämien und zur Vervollständigung des AGLA-Risiko-Scores werden folgende Parameter eingefordert:

* Gesamtcholesterin
* HDL, Gesamtcholesterin/HDL-Quotient, LDL, LDL/HDL-Quotient
* Lipoprotein (a) (Laederach et al., 2016, S. 63).

2.3.2 Thyreoidea-stimulierendes Hormon (TSH)

Dieser Wert wird bestimmt, um eine Hypothyreose als Grunderkrankung bei Adipositas auszuschliessen. Eine mässige TSH-Erhöhung kann eine reversible Begleiterscheinung einer Adipositas sein (Wabitsch & Kunze, 2015, S. 36).

2.3.3 Harnsäure

Eine der Ursachen der primären Gicht kann ein erhöhter Harnsäurespiegel durch die Aufnahme höherer Purinmengen über eine fleischreiche Ernährung und ein durch Alkoholkonsum geschwächter Harnsäureabbau in den Nieren sein. Um eine allfällig vorhandene Vorstufe der Gicht festzustellen, wird mittels einer Blutuntersuchung der Harnsäurespiegel gemessen (Rheumaliga, 2021).

2.3.4 Kreatinin

Erhöhte Kreatininwerte im Blut sowie die Ausscheidung von Proteinen im Urin können erste Anzeichen der Nierenbeeinträchtigung sein. Auch wenn noch keine Folgeerkrankungen der Adipositas vorliegen, kann starkes Übergewicht zu Beeinträchtigungen der Nieren führen (IFB, 2014).

2.3.5 Gamma-GT, ASAT, ALAT, Ferritin

Diese Werte werden bestimmt, um die Leberfunktion abzuschätzen und zu überprüfen, ob eine Fettleber vorliegen könnte.

2.4 Basisdiagnostik für eine Diabetes mellitus Typ II

Wie aus der Anamnese zu entnehmen ist, leidet der Vater von Herr K. an Diabetes mellitus Typ II. Bei einer Insulinresistenz sind die Blutglukosewerte nach dem Essen leicht und die Insulinwerte stark erhöht. Der Nüchternglukosewert liegt oft noch lange im Normbereich. Aufgrund fehlender Symptome bei einem Prä-Diabetes, bleibt dieser deshalb lange Zeit unentdeckt. Eine gestörte Glukoseverwertung lässt sich mit Hilfe des oralen Glukosetoleranztest und HOMA-Index als Mass der geschätzten Insulinresistenz aufdecken (Praevenio, 2021). Es werden deshalb nach Absprache mit Herrn K. weiterführende Untersuchungen vorgenommen, es handelt sich hierbei um:

- Urinuntersuchung auf Glukose
- Nüchternblutglukose, HbA1c und Oraler Glukosetoleranztest: Zur Sicherung eines Diabetes mellitus Typ II (Biester et al., 2018, S. 2–3).
- HOMA-IR (Homeostasis Model Assessment): Zur Abschätzung der endogenen Insulinresistenz (Biester et al., 2018, S. 7).

3 Konservative, multimodale Therapie

Ursachen und Risikofaktoren der primären Adipositas sind Regulationsstörung der Körperenergiehomöostase, welche durch zu wenig Bewegung, Fehlernährung und Arzneimitteleinnahme entstehen. Verschiedene psychosoziale, biologische sowie umweltbedingte Einflussfaktoren sind unter anderem Stress, depressive Erkrankungen, familiäre Disposition, Schlafmangel usw. (Klein et al., 2016, S. 16). Ein individueller Therapieplan berücksichtigt deshalb verhaltenstherapeutische Massnahmen unter Einbeziehung sozioökonomischer, familiärer und beruflicher Bedingungen des Klienten (Spektrum, 2014).

Die Therapieziele bei Adipositas gehen bei Herrn K. über den reinen Gewichtsverlust hinaus. Wird durch eine Lebensstiländerung in den Bereichen Ernährung, Bewegung und Fitness ein bis zu zehnprozentiger Gewichtsverlust des ursprünglichen Körpergewichts erreicht, sorgt dies zu einem besseres Selbstwert- oder Körpergefühl und das kardiometabolische Risiko wird durch die Reduzierung des Taillenumfangs gesenkt (Laederach et al., 2016, S. 29).

Unter Berücksichtigung realistischer Therapieziele, welche an die individuellen Bedingungen angepasst sind, ist bei adipösen Patienten ein Gewichtsverlust in der Höhe von fünf bis fünfzehn Prozent über mindestens sechs Monate möglich (Laederach et al., 2016, S. 30). Herr K. könnte somit bis zu 30 Kilogramm Körpergewicht in einem Jahr abnehmen. Häufig kommt es nach der Gewichtsreduktionphase zu einer Gewichtszunahme, was auf eine Verminderung des Energieverbrauchs und/oder die Rückkehr zum früheren Lebensstil zurückzuführen ist. Dieser Effekt ist besser bekannt als „weight cycling" oder Jo-Jo-Effekt. Um dies zu vermeiden, basiert die Behandlung von Herrn K. auf einem langfristigen und individuellen Betreuungskonzept. Durch die bewusst langsame Gewichtsreduktion sollen zusätzlich Risiken, die bei zu schneller Gewichtsabnahme wie Gallensteinerkrankungen oder Abnahme der Knochendichte bestehen, vermieden werden (Berg et al., 2014, S. 28).

Für die Ernährungsumstellung und langsame Gewichtsreduktion wird die Gesamtenergiebilanz von Herrn K. berechnet und unter Berücksichtigung verschiedener Leitlinien ein Therapiekonzept erstellt.

3.1 Berechnung der Gesamtenergiebilanz

Der BMI für das Normalgewicht liegt zwischen 18.5 und 24.9 kg/m^2. Das Idealgewicht von Herrn K. befindet sich somit zwischen 55 und 73 Kilogramm (Laederach et al., 2016, S. 23), weshalb das Ziel von 70 kg Körpergewicht und einem BMI von 23.66 kg/m^2 angestrebt wird.

Um den Gesamtenergiebedarfs zu berechnen, wird anhand der Harris-Benedict-Formel für Männer und der erhobenen Daten der Grundumsatz berechnet:

- Grundumsatz (GU): 66.5 + 13.8 * ideales Körpergewicht in kg + 5.0 * Grösse in cm – 6.8 * Alter)

- Grundumsatz (GU): 66.5 + 13.8 * 70 + 5 * 172 - 6.8 * 48 = 1.566,1 kcal/Tag ≈ 1.566 kcal/Tag

(Laederach et al., 2016, S. 7)

Der Gesamtenergiebedarf ergibt sich aus der Formel GU * PAL. Der PAL-Wert (engl. physical activity level) ist das Mass für die körperliche Aktivität und bezeichnet den aufzuwendenden täglichen Mehrverbrauch an Energie im Verhältnis zum Ruheenergieverbrauch (DGE, 2021). Für Herrn K. werden zwei unterschiedliche Faktoren verwendet, da er verspricht, sein Bewegungsverhalten zu verbessern. Zusätzlich dient dies der Motivation, denn Herr K. isst sehr gerne.

1) Faktor *1,4; für Büroangestellte mit ausschliesslich sitzender Tätigkeit mit wenig oder keiner anstrengenden Freizeitaktivität herangezogen

2) Faktor *1.6; für Arbeiten in sitzender Tätigkeit, zeitweilig auch zusätzlicher Energieaufwand für gehende und stehende Tätigkeiten, wenig oder keine anstrengende Freizeitaktivität (ebd.).

Zur Reduktion des Körpergewichts wird mit einer zusätzlichen Reduktionskost ein tägliches Energiedefizit von etwa 500 bis 600 kcal/Tag angestrebt (Berg et al., 2014, S. 47).

Tabelle 3 - Gesamtenergiebedarf	
Gesamtenergiebedarf:	Gesamtenergiebedarf mit Reduktionskost:
1) 1.566 kcal/Tag * 1.4 = 2192 kcal/Tag	-500 kcal/Tag ≈ **1600 kcal/Tag**
2) 1.566 kcal/Tag * 1.6 = 2505 kcal/Tag	-500 kcal/Tag ≈ **2000 kcal/Tag**

Quelle: Eigene Darstellung

Anhand dieser zwei Varianten wird für Herrn K. deutlich, dass er mehr essen darf, wenn er sich körperlich mehr betätigt.

3.2 Empfohlene Ernährungsweise

Es wird ein Ernährungsplan erstellt, welcher sich stark an eine mediterrane Kost anlehnt. Diese beinhaltet einen hohen Anteil möglichst unverarbeiteter Lebensmittel pflanzlichen Ursprungs, einer hohen Ballaststoffzufuhr mit niedrigem glykämischen Index sowie niedriger glykämischen Last, einer hohen Zufuhr von sekundären Pflanzenstoffen, einer moderaten Fettzufuhr mit dem Hinweis auf die unterschiedlichen Fettarten, sowie einem grösseren Nahrungsvolumen bzw. einer geringeren Energiedichte (DGE, 2011, S. 2).

Herr K. soll gänzlich auf alkoholhaltiges Bier verzichten oder dieses durch alkoholfreies Bier ersetzen, da dieses deutlich weniger Energie liefert. Des Weiteren wird durch Alkoholabstinenz das Risiko für kardiovaskuläre Erkrankungen gesenkt. Gemäss einer veröffentlichten Studie in der Fachzeitschrift The Lancet, liegt der Grenzwert für den Alkoholkonsum bei maximal 100 Gramm pro Woche. Je niedriger der Alkoholkonsum ist, desto geringer ist auch das Krankheitsrisiko (The Lancet, 2018). Bei täglich drei hellen Pils (4,8 Vol -% und 0,33 Liter Inhalt), konsumiert Herr K. 38,1 Gramm Alkohol pro Tag. Dies errechnet sich anhand der Umrechnungsformel für den Alkoholgehalt: 3 * (330 * (4,8/100) * 0,8). Ein weiterer nachteiliger Aspekt des Alkoholkonsums ist die Hemmung der Fettverbrennung und des Kohlenhydratabbaus (Seitz & Mueller, 2019, S. 86). Herr K. soll auf eine ausreichende Flüssigkeitszufuhr durch ungesüsste Getränke achten. Der Mahlzeitenersatz durch Formulaprodukte ist möglich (Hauner et al., 2019, S. 392).

3.3 Ernährungsplan

Die tägliche Energiezufuhr wird für Herrn K. auf drei Hauptmahlzeiten und zwei Snacks aufgeteilt. Die Tellermethode wird erklärt und die Broschüre DGE Ernährungskreis mitgegeben. Diese Angaben liefern Anhaltspunkte und fördern das Vorstellungsvermögen, wie sich eine gesunde und ausgewogene Ernährung zusammensetzen soll.

Ein Tagesplan könnte wie in der Tabelle 4 aufgeführt aussehen. Es zeigt sich, dass die Zufuhrempfehlung der Nährstoffe aus dem eintägigen Ernährungsplan korrekt umgesetzt wird. Die Mikronährstoffversorgung ist ebenfalls gewährleistet, die genaue Auflistung findet sich im Anhang (Tab. 5). Da nicht jeder Tagesplan die genau berechneten Makro- sowie Mikronährstoffe liefert, sind Schwankungen in den errechneten Bereichen möglich und erlaubt. Um über die genaue Nährstoffabdeckung diskutieren zu können, müsste der gesamte Wochenernährungsplan angeschaut werden. Anpassungen können jederzeit durch den Ernährungsberater vorgenommen werden.

Tabelle 4 - Beispiel Tagesplan - Anteile der Makronährstoffe		Kcal	Protein (4 kcal/g)	Fett (9 kcal/g)	KH (4 kcal/g)	Ballastst. (2 kcal/g)
Frühstück	Braunhirse-Porridge: 100 g Braunhirse 15 g Walnüssen 3 g Honig, 60 g Milch, 60 g Himbeere	523 kcal	15,1 g	16,6 g	75 g	4,9 g
Snack	ca. 50 g. Pflaumen getrocknet	126 kcal	1,2 g	0,3 g	23,7 g	8,9 g
Mittag-essen	250 g Rohkostsalat mit Salatsauce	441,1 kcal	14,2 g	18,9 g	47,2 g	9,8 g

	350 g Vollkornnudeln mit veganer Spinat-Sahne-Sauce					
Snack	10 g Bitterschokolade 150 g Apfel 5 g (1x) Maiswaffel	156,6 kcal	2 g	1,8 g	29,9 g	4,8 g
Abend-essen	100 g Lachsfilet mit 150 g Kartoffeln, 200 g Brokkoli und 400 g Tomaten	558,4 kcal	34,9 g	25,1 g	39,5 g	13,2 g
Wasser, Kaffee ohne Milch, ungesüsster Tee über den gesamten Tag verteilt: mind. 2.5 Liter						
Total		1805,1 kcal	67,4 g	62,8 g	215,3 g	41,6 g
Total in Kilokalorien (gerundet)		1805 kcal	270 kcal	565 kcal	861 kcal	83 kcal
Anteil in %			≈ 15 %	≈ 31 %	≈ 53 %	
Empfehlung DGE E%			10-20 %	20-35%	45-60%	

Quelle: In Anlehnung an EFSA, 2021

3.4 Verhaltensmodifikation

Herr K. erhält den Auftrag, sein näheres Umfeld, das heisst, die wichtigsten Menschen, über seine Situation und sein Vorhaben zu informieren. Dadurch erhält Herr K. Unterstützung und Verständnis aus seinem Bekanntenkreis. Der Fokus wird zusätzlich zum neuen Ernährungskonzept auf die Bewegungs- und Freizeitgestaltung gelegt. Gesundheitsfördernde Verhaltensweisen sollen aufgebaut werden (Laederach et al., 2016, S. 2). Der Klient soll auf bestimmte Gewohnheiten achten, wie der automatische Gang nach der Arbeit zum Kühlschrank, Chips vor dem TV essen usw. Dies fördert das Bewusstsein über das eigene Ess- und Trinkverhalten, was zu einer kontrollierteren Nahrungsaufnahme führt. Er soll sich ein Antistressprogramm aneignen, um allfälligen Stress oder Frust abzubauen. Die Nahrungsaufnahme soll nicht bei Stress erfolgen oder als Trost dienen.

Die empfohlene Aktivität orientiert sich an den körperlichen und psychischen Fähigkeiten von Herrn K. und an seinen persönlichen Vorlieben. Es werden Aktivitäten ausgewählt, die Freude bereiten und helfen können, Stress abzubauen. Mittelfristig kann eine schrittweise Intensivierung bei einigen Aktivitäten angestrebt werden.

- Zunächst wird die körperliche Betätigung im Alltag gesteigert, wie Treppensteigen anstelle von Liftbenutzung. Fährt der Klient mit dem Bus zur Arbeit, soll er eine Haltestelle vorher aussteigen und den Rest zu Fuss gehen.

- Danach wird sukzessiv auf drei mal zehn Minuten (oder 30 Minuten pro Tag) und an fünf Tagen pro Woche, auf schnelles Gehen bis zu leicht erhöhter Atemfrequenz gesteigert. Ausdauersportarten eignen sich zur Gewichtsreduktion, werden aber erst später zum Aktivitätsplan hinzukommen. Diese sollten unter Aufsicht erfolgen (Laederach et al., 2016, S. 36).

- Es wird Herrn K. vorgeschlagen, sich an der Gartenarbeit zu beteiligen und verschiedene Salatsorten und Gemüsearten anzupflanzen. Dies natürlich nur, sofern seine Frau dies zulässt und ihm diese Arbeit Freude bereitet.

Herr K. wird feststellen, dass eine körperliche Aktivität nebst zu einem verbesserten Wohlbefinden auch zu einer Verminderung der Bildung von Ödemen unterhalb der Knie führt.

3.5 Hilfsmittel Oviva-App

Dem Klienten wird empfohlen, die "Oviva"-App herunterzuladen. "Durch Technologieunterstützung in Terminplanung, Dokumentation und Berichterstattung wird eine nahtlose Integration in die jeweiligen Praxisbetriebe ermöglicht. Ergänzend zu den Beratungen vor Ort kann eine an die Patientenakte angeschlossene Smartphone-App eingesetzt werden. Diese ermöglicht die ortsunabhängige Kommunikation zwischen Patient und Beratungsperson und dient als Lernplattform. Zusätzlich ermöglicht die App die Erfassung von Blutzuckerwerten, Ernährung, Beschwerden, körperlicher Aktivität sowie Gewicht durch den Patienten selbst oder via Bluetooth angeschlossenen Geräten. Die erfassten Daten dienen dem Echtzeit-Monitoring, fördern das Selbstmanagement und unterstützen die Verhaltensänderung im Alltag" (Sutter et al., 2019).

Es wird mit Herrn K. vereinbart, dass er sich bei Fragen oder Unsicherheiten unbedingt in der Ernährungsberatung melden soll. Ansonsten wird in zwei Wochen ein Kontrolltermin vereinbart. An diesem Termin werden auch die bis dahin eingetroffenen laborchemischen Parameter besprochen. Sollte ein Parameter auffällig sein und zwingend vorher besprochen werden, wird sich die Ernährungsberatung mit ihm in Verbindung setzen.

4 Schlussfolgerung

Über den Gesundheitszustand von Herrn K. kann zu diesem Zeitpunkt nur spekuliert werden. Ob Herr K. bereits unter dem metabolischen Syndrom leidet, zeigt sich erst nach mehrmaliger Blutdruckmessung oder nach Erhalt der angeforderten laborchemischen Parameter. Da auf jeden Fall eine Gewichtsreduktion zur Adipositasbehandlung erfolgen muss, wird ein Ernährungstherapie-Konzept inklusive einem angepassten und individualisierten Ernährungsplan und ein Konzept zur Verhaltensänderung erstellt. Anhand der Oviva-App können jederzeit Anpassungen in allen Teilgebieten vorgenommen werden. Herr K. soll sich ein Antistressprogramm aneignen, um nervliche Belastungen abbauen zu können. Auch wenn Herr K. nicht gänzlich auf den Alkohol- oder Zigarettenkonsum verzichten könnte, so wird er trotzdem unter Einhaltung des restlichen Ernährungstherapie-Konzepts positive Veränderungen erfahren. Dies durch mehr Bewegung und einer gesünderen Ernährungsweise. Da die Behandlung von Adipositas im Langzeitmodell erfolgt, wird das Thema Ernährung und Bewegung so vermittelt, dass kein Druck entsteht. Ansonsten wäre die Gefahr gross, dass Herr K. sein Vorhaben für eine gesündere Lebensweise abbricht.

IV. Literaturverzeichnis

BDI (2021): *Metabolisches Syndrom: Symptome & Auswirkungen.* (https://www.internisten-im-netz.de/krankheiten/metabolisches-syndrom/symptome-auswirkungen.html [letzter Zugriff 30.05.2021]).

Berg, A./ Bischoff, S. C./ Colombo-Benkmann, Mario/ Ellrott, T./ Hauner, H./ Heintze, C./ Kanthak, U./ Kunze, D./ Stefan, N./ Teufel, M./ Wabitsch, M./ Wirth, A. (2014): *DAG - Interdisziplinäre Leitlinie der Qualität S3 zur Prävention und Therapie der Adipositas.* (https://leitlinien.dgk.org/files/19_2019_pocket_leitlinien_dyslipidaemien_korrigiert.pdf [letzter Zugriff 30.05.2021]).

Biester, T., Rathenberg, J. & März, W. (2018): *Labordiagnostik bei Diabetes mellitus: Praktische Empfehlungen zur Umsetzung der aktuellen Leitlinien.* (https://www.synlab.de/fileadmin/pdf/fachinformationen/labordiagnostik-diabetes-mellitus.pdf [letzter Zugriff 30.05.2021]).

DGE (2011): *DGE-Positionspapier: Richtwerte für die Energiezufuhr aus Kohlenhydraten und Fett.* (https://www.dge.de/fileadmin/public/doc/ws/position/DGE-Positionspapier-Richtwerte-Energiezufuhr-KH-und-Fett.pdf [letzter Zugriff 29.05.2021]).

DGE (2021): *Ausgewählte Fragen und Antworten zur Energiezufuhr.* (https://www.dge.de/wissenschaft/weitere-publikationen/faqs/energie/#pal [letzter Zugriff 29.05.2021]).

DGK (2018): *ESC/ESH Pocket Guidelines: Management der arteriellen Hypertonie* (https://leitlinien.dgk.org/2019/pocket-leitlinie-management-der-arteriellen-hypertonie-2/ [letzter Zugriff 29.05.2021]).

DGK (2019): *ESC/EAS Pocket Guidelines: Diagnostik und Therapie der Dyslipidämien.* (https://leitlinien.dgk.org/files/19_2019_pocket_leitlinien_dyslipidaemien_korrigiert.pdf [letzter Zugriff 30.05.2021]).

EFSA (2021): *Dietary Reference Values | DRV Finder.* (https://efsa.gitlab.io/multimedia/drvs/index.htm?lang=de [letzter Zugriff 31.05.2021]).

Hauner, H., Beyer-Reiners/ E., Bischoff, G./ Breidenassel, C./ Ferschke, M./ Gebhardt, A./ Holzapfel, C./ Lambeck, A./ Meteling-Eeken, M./ Paul, C./ Rubin, D./ Schütz, T./ Volkert, D./ Wechsler, J./ Wolfram, G./ Adam, O. (2019): *Leitfaden Ernährungstherapie in Klinik und Praxis (LEKuP)* (https://www.dgem.de/sites/default/files/PDFs/Hauner%20H_2019_Leitfaden%20Ern%C3%A4h rungstherapie%20in%20Klinik%20und%20Praxis_LEKuP.PDF [letzter Zugriff 31.05.2021]).

IFB (2014): *Übergewicht kann Nieren belasten: IFB AdipositasErkrankungen.* Universitätsmedizin Leipzig. (https://www.ifb-adipositas.de/blog/2014-03-11-uebergewicht-kann-nieren-

belasten#:~:text=Adipositas%20belastet%20Nieren&text=Erste%20Zeichen%20der%20Nierenb
eeintr%C3%A4chtigung%20k%C3%B6nnen,starkes%20%C3%9Cbergewicht%20die%20Niere
n%20beeintr%C3%A4chtigen [letzter Zugriff 31.05.2021]).

Klein, S./ Krupka, S./ Behrendt, S./ Pulst, A./ Bless, H. H. (2016): *Weissbuch Adipositas.* MWV
Medizinisch Wissenschaftliche Verlagsgesellschaft.
(https://www.iges.com/e6666/e13520/e14611/e14613/e14614/attr_objs14616/Weissbuch_Adipo
sitas_Klein_et_al_ger.pdf [letzter Zugriff 31.05.2021]).

Laederach, K./ Durrer, D./ Gerber, P./ Pataky, Z. (2016): *SGED - Adipositas-Consensus 2016.*
SGED.
(https://www.sgedssed.ch/fileadmin/user_upload/1_ueber_uns/15_ASEMO/2017_05_30_conse
nsus_FINAL_d.pdf [letzter Zugriff 29.05.2021]).

Praevenio (2021): *Diagnostik Insulinresistenz_Prädiabetes.* (https://www.praevenio-
berlin.de/insulinresistenz-ogtt-homa.html ([letzter Zugriff 09.06.2021]).

Pschyrembel Online (2021): *Anamnese.* (https://www.awmf.org/uploads/tx_szleitlinien/050-
001l_S3_Adipositas_Pr%C3%A4vention_Therapie_2014-11-abgelaufen.pdf [letzter Zugriff
31.05.2021]).

Rheumaliga (2021): *Gicht.* Rheumaliga. (https://www.rheumaliga.ch/rheuma-von-a-z/gicht [letzter
Zugriff 31.05.2021]).

Helmut K. Seitz, Sebastian Mueller (2019): *Alkoholische Leber- und Krebserkrankungen.* Walter
de Gruyter GmbH, Berlin/Boston. ISBN: 978-3-11-058368-7

Spektrum (2014): *Ernährungstherapie.*
(https://www.spektrum.de/lexikon/ernaehrung/ernaehrungstherapie/2687 [letzter Zugriff
31.05.2021]).

Sutter, A./ Schenk, M./ Binder, C. (2019): *Smart Chronic Care – Zusammenarbeit zur
Versorgung chronisch Kranker. Primary and Hospital Care: Allgemeine Innere Medizin.* Vorab-
Onlinepublikation. (https://doi.org/10.4414/phc-d.2019.10048 [letzter Zugriff 30.05.2021]).

The Lancet (2018): *Risk thresholds for alcohol consumption: combined analysis of individual-
participant data for 599 912 current drinkers in 83 prospective studies*
https://www.thelancet.com/journals/lancet/article/PIIS0140-6736(18)30134-X/fulltext [letzter
Zugriff 29.05.2021]).

Wabitsch, M./ Kunze, D. (2015): *Konsensbasierte (S2) Leitlinie zur Diagnostik, Therapie und
Prävention von Übergewicht und Adipositas im Kindes- und Jugendalter.* (https://adipositas-
gesellschaft.de/wp-content/uploads/2020/06/AGA_S2_Leitlinie.pdf [letzter Zugriff 29.05.2021]).

V. Anhang

Tabelle 5 - Nährstoffzusammensetzung - Ernährungsplan

Herr K. | Gewicht 103.0 kg | Körpergrösse 172 cm

	kcal	Eiweiss	Fett	KH	Ball.St.	Cholest.	O3-FS
Frühstück	523.2	15.1	16.6	75	4.9	5.4	1659.8
Zwischenmahlzeit	126	1.2	0.3	23.7	8.9	0	49.5
Mittagessen	441.1	14.2	18.9	47.2	9.8	0	1115.5
Zwischenmalzeit	156.6	2	1.8	29.9	4.8	0	20.4
Abendessen	558.4	34.9	25.1	39.5	13.2	63.1	3330.5
Tatsächlich	**1805.3**	**67.4**	**62.8**	**215.3**	**41.6**	**68.5**	**6175.6**
Tagesempfehlung	**1983**	**58**	**66**	**289**	**25**	**<300**	**1000**
	O6-FS	Salz	Wasser	Vit. A	Vit. D	Vit. E	Vit. K
Frühstück	7916.7	0.1	269	0	0.1	4	3.4
Zwischenmahlzeit	75.5	0	11.5	0	0	2.1	19.5
Mittagessen	8859.7	1	483.5	1.9	0	9.3	461.1
Zwischenmalzeit	160.4	0.2	2618.5	0	0	1	9.3
Abendessen	2533.7	0.8	736.3	0.7	3.6	8.2	402.5
Tatsächlich	**19546**	**2.1**	**4118.8**	**2.7**	**3.6**	**24.7**	**895.8**
Tagesempfehlung	**6500**	**<5**	**3500**	**1**	**20**	**15**	**70**
	Thiamin	Riboflavin	Niacin	Pant.S.	Pyridoxin	Biotin	Folsäure
Frühstück	0.5	0.2	2.1	1230.1	0.6	13.8	38.2
Zwischenmahlzeit	0.1	0.1	0.9	230	0.1	0	2
Mittagessen	0.3	0.4	2.9	996.9	0.7	16.1	269.1
Zwischenmalzeit	0	0	0.6	160.7	0.1	7.7	10.1
Abendessen	0.7	0.8	13.8	4431	1.7	18.6	281.5
Tatsächlich	**1.6**	**1.5**	**20.2**	**7048.6**	**3.2**	**56.2**	**600.8**
Tagesempfehlung	**1.2**	**2**	**1.6**	**5000**	**1.5**	**40**	**300**
	Cobalamin	Vit. C	Natrium	Kalium	Calcium	Magn.	Phosphor
Frühstück	0.2	2.6	34.1	336.9	111.6	155.1	381
Zwischenmahlzeit	0.	2	4	412	20.5	13.5	36.5
Mittagessen	0.1	97.4	495.4	1543.7	254.3	146.2	240.9
Zwischenmalzeit	0.1	18	115.8	408.3	267.4	113.9	66.1
Abendessen	3.8	296.5	317.6	2410.6	172.5	138.1	489.7
Tatsächlich	**4.2**	**416.5**	**966.8**	**5111.5**	**826.3**	**566.7**	**1214.1**
Tagesempfehlung	**4**	**110**	**550**	**2000**	**1000**	**350**	**700**
	Eisen	Jodid	Zink				
Frühstück	7.5	10.8	3.5				
Zwischenmahlzeit	1.2	0.5	0.2				
Mittagessen	6	28.2	2.2				
Zwischenmalzeit	3.1	926	0.7	(Mineralwasser ganzer Tagesbedarf: hoher Jodgehalt)			
Abendessen	4.6	45.2	1.9				
Tatsächlich	**22.3**	**1010.7**	**8.5**				
Tagesempfehlung	**10**	**200**	**9**				

Quelle: Eigene Darstellung, erstellt in Snics

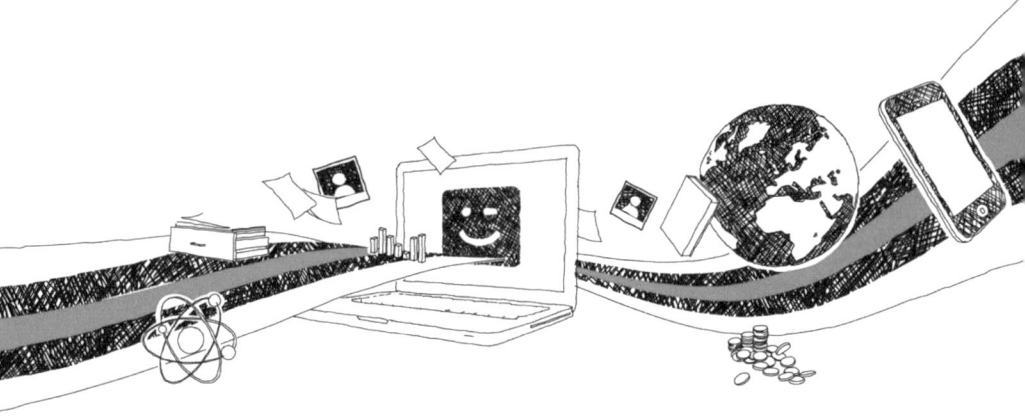
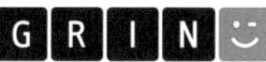